La alimentación consciente

Cambia tu relación con la comida, transforma tu salud y ama tu cuerpo

Por Maya Faro

Copyright © Maya Faro 2022 - Todos los derechos reservados.

ISBN: 978-1-80095-092-4

Ninguna parte de esta publicación puede ser reproducida, almacenada en un sistema de recuperación o transmitida de ninguna forma o por ningún medio, ya sea electrónico, mecánico, de fotocopia, de grabación o de otro tipo, sin el permiso previo por escrito del autor y de los editores.

Aviso Legal:

Tenga en cuenta que la información contenida en este libro es solo para fines educativos y de entretenimiento. Todo el esfuerzo se ha ejecutado para presentar información precisa, actualizada, confiable y completa. No se declaran ni implican garantías de ningún tipo. Los lectores reconocen que el autor no participa en la prestación de asesoramiento legal, financiero, médico o profesional.

Al leer este libro, el lector acepta que en ningún caso el autor es responsable de las pérdidas, directas o indirectas, que se incurran como resultado del uso de la información contenida en este documento, incluidos, entre otros, errores, omisiones o inexactitudes.

Un mensaje de la autora 7

Capítulo 1: La alegría del estado de consciencia plena 11

 ¿Qué es el mindfulness o estado de consciencia plena? 11

 La importante conexión con las emociones............ 13

 Otros beneficios del estado de consciencia plena y la meditación 16

  El despertar espiritual 16

  La sanación emocional 17

 El mejor consejo del estado de consciencia plena . 18

Capítulo 2: Cómo ser plenamente consciente 19

 Llévalo más lejos 22

 Los mejores consejos del estado de consciencia plena 26

 Expresiones conscientes con las que puedes experimentar 29

Capítulo 3: El fascinante y complejo asunto de los alimentos y la comida 30

 Hecho número 1 31

 No podemos prescindir de la comida..................... 31

 Hecho número 2. 32

 Transforma tu relación con la comida. 34

La amabilidad 34
La curiosidad 36
El mejor consejo del estado de consciencia plena . 38
Capítulo 4: La herida central de la falta de valía 39
La autoestima 40
Aprende un poco más 42
Hambre emocional 44
Los mejores consejos del estado de consciencia plena 46
Capítulo 5: Transforma el ciclo de la alimentación emocional 49
Fíjate si reconoces alguna de estas emociones en ti mismo 51
Formas alternativas de gestionar estas emociones 52
Los mejores consejos del estado de consciencia plena 59
Capítulo 6: La alimentación consciente en una vida consciente 62
La alimentación consciente 64
El mejor consejo del estado de consciencia plena . 74
Capítulo 7: El estado de consciencia plena y la salud 75
¿Qué más puede ayudar a mejorar tu salud y tu consciencia plena? 76
Dar un paso atrás 76

Planifica el tiempo 77

Encuentra a alguien con quien hablar 78

Desconecta 78

Concéntrate en la gente 79

Aprende nuevos hábitos de productividad 81

Aprende a decir "no" con atención 82

Puedes cambiar de opinión 83

Detente en cada punto de transición del día 84

Debes saber que eres una persona creativa y resiliente 86

Capítulo 8: Viviendo la vida consciente 88

Sé consciente del origen de los alimentos que consumes 88

Ir un poco más allá 91

La alimentación consciente y el planeta 92

Conclusión 94

Un mensaje de la autora

El mindfulness también conocido como estado de consciencia plena, está muy de moda en estos días. Se utiliza en las escuelas, los hogares y las empresas como una de las formas más exitosas de lidiar con los factores de estrés cotidianos. En una sociedad llena de estrés, esto tiene mucho sentido. Sin embargo, para los que entramos en las prácticas de mindfulness por la puerta de la "gestión del estrés", descubrimos rápidamente que es mucho más que facilitarnos la gestión de nuestra ansiedad y nuestra presión arterial alta. Puede llevarnos a un viaje de curación hacia el despertar y el reconocimiento de lo bella que es la vida y la alegría que supone formar parte de ella.

Mi viaje con el mindfulness comenzó cuando era verdaderamente una persona con una personalidad de tipo A, impulsada a tener éxito, y a obtenerlo rápidamente. Mi primera incursión en el extraño mundo de la "calma" y al estado de estar "centrado" se produjo al comenzar las clases de yoga con la esperanza de aprender a relajarme. El profesor me introdujo a la meditación en una de las clases y, tras leer algunos artículos sobre los usos de la meditación para la gestión del estrés en el típico estilo del tipo A, pensé que sería una buena idea aprender a meditar. Así que también fui a esas clases. Por supuesto, no tenía tiempo para hacerlo debido a mi acelerada carrera, pero me las arreglé para hacer un par de sesiones con el profesor local de MT (Meditación Trascendental). Había estado marcando las casillas para hacer las cosas correctas, pero mi impulso seguía siendo el que mandaba, y me sentía frustrada cuando mi presión sanguínea seguía siendo demasiado alta y mis niveles de ansiedad no cambiaban.

No obstante, ocurrió algo extraño, esa vocecita interior que tenemos a veces seguía diciéndome que la meditación consciente era importante, por lo que yo seguía practicándola. Esto se prolongó durante años, pero nunca llegué a meditar del modo en que los autores escribían al respecto. Estaba tan celosa de ellos, y mi relación con la meditación era un completo fracaso. Más frustrante aún, como puedes imaginar, pero no dejé de hacerlo. Reduje el tiempo diario que dedicaba a estar "sentada" con la mente dando vueltas hasta 5 minutos cada día, ¡pero no paré!

En algún momento, me interesé por saber por qué no podía relajarme, concentrarme, estar tranquila y hacer todas esas cosas buenas.

Esto ocurrió más o menos cuando mi peso empezó a descontrolarse, ya que comía bocadillos mientras corría, nunca paraba para desayunar o almorzar, y luego me atiborraba por las noches antes de caer rendida en la cama. Cuando me compré mi último traje de baño y me di cuenta de que había subido dos tallas en el último año, me pregunté de repente si había una conexión entre el problema de la relajación y el problema de la alimentación y el peso, y ahora no me cabe duda de que sí. Por supuesto que la había. Eran los síntomas de un gran problema que tenía con mi propia valía (bueno... falta de valía, en realidad).

Un día esa vocecita me volvió a hablar, y dijo en términos inequívocos: "estate aquí, en el AHORA". Por mucho que me distrajera con el trabajo, la comida, los viajes, las películas, mi mente seguía diciéndome que

PARARA, que mirara a mi alrededor, usara mis sentidos, saliera del pasado y de mis arrepentimientos y de la autogolpeada que me daba, que saliera del futuro donde todo lo que no podía controlar vivía y alimentaba mis miedos y que viviera realmente en el presente. ¡Radical!

Había llegado hacia el estado de consciencia plena.

Mi viaje hacia él y con él fue largo, y aún hoy sigo en este viaje. Espero darte algunos atajos, algunas perspectivas, algunos principios y algunas prácticas que te hagan más fácil de lo que yo lo hice para mí. Disfruta de la lectura. Mantén la mente abierta y tómate el tiempo para interesarte REALMENTE por ti y por tu vida. Tú lo vales.

Capítulo 1: La alegría del estado de consciencia plena

"Los sentimientos van y vienen como las nubes en un cielo ventoso. La respiración consciente es mi ancla".

- Thich Nhat Hanh.

¿Qué es el mindfulness o estado de consciencia plena?

El mindfulness o estado de consciencia plena, es un comportamiento que podemos aprender para ayudarnos en algunos momentos extraños de un día difícil. También, es potencialmente la parte central de una forma de vida que puede transformarte de una persona algo infeliz y luchadora a alguien que suele ser feliz y optimista y que puede manejar el dolor, las penas y la alegría de vivir bien. ¡De verdad!

Hay cierta confusión general sobre la consciencia plena y la meditación que conviene aclarar primero. La meditación es una práctica en la que se reserva un tiempo para concentrarse en silencio. El propósito es hacer algo positivo para ti mismo, conectando de nuevo contigo mismo y centrándote para que puedas estar tranquilo con una mente clara. El estado de consciencia plena consiste expresamente en centrarse en el momento presente. Es un estilo de meditación, y ahí es donde ha surgido la confusión.

Mucha gente utiliza las palabras indistintamente, y tal vez eso no importe, ya que el objetivo de todos los demás tipos de meditación y del mindfulness en sí, es llevarnos a un lugar de felicidad y realidad, un lugar en el que aceptamos la vida tal y como es.

La importante conexión con las emociones.

"Los sentimientos van y vienen como nubes...."
-Thich Naht Hanh.

El aumento del interés y del uso de la meditación ha sido meteórico en los últimos veinte años. Como el número de factores de estrés en nuestras vidas ha crecido con las múltiples formas de comunicación disponibles y las demandas financieras, han aumentado con las recesiones y la volatilidad del mercado monetario, más médicos están prescribiendo la "meditación" como una herramienta de gestión del estrés. Es una opción más saludable que el Valium (diazepam). Nos ayuda a gestionar esa sopa arremolinada de emociones, comportamientos y hábitos inútiles que hemos desarrollado para ayudarnos a sobrellevar la situación.

Sin embargo, no es la opción más fácil porque requiere compromiso y práctica, y ahí es donde mucha gente se rinde. Irónicamente, en una vida que tiene tantas exigencias, cuando más necesitan frenar y centrarse, dicen que no tienen tiempo para llevar a cabo esta práctica. Sin embargo, para aquellos que sí se toman en serio su calidad de vida y su salud, es un compromiso que tiene resultados bastante sorprendentes.

Una de las dificultades más comunes que tiene la gente con la gestión del estrés no es, en realidad, con los propios factores de estrés. Es con su gestión emocional, ya que sus niveles de ansiedad, miedo, frustración o agobio se apoderan de ellos y no pueden encontrar formas beneficiosas de controlar estos sentimientos. Entonces empiezan a sublimarlos, es decir, a distraerse, a comer más, a desarrollar comportamientos adictivos, a recurrir a la comida reconfortante, a la nicotina, al alcohol... como un intento de distanciarse de sus sentimientos tan incómodos.

Cuando estamos en las garras de un estado emocional, este parece apoderarse de nosotros, y empezamos a pensar que ese sentimiento es lo que somos como personas. "Estoy tan frustrado que podría gritar". "Estoy ansioso todo el tiempo". Se vuelve muy difícil reconocer que son emociones temporales que están bloqueando nuestra capacidad de pensar y escuchar. Y que, de hecho, tenemos una mente muy creativa que podría resolver la situación bastante bien si consiguiéramos que estuviera lo suficientemente clara como para empezar a trabajar.

Y aquí es donde entra la meditación. Si adoptamos una de las formas de meditación, como la meditación trascendental, la meditación de la visión, la meditación de la marcha, la meditación zen .... o la meditación de la consciencia plena, podemos empezar a tranquilizarnos. Esto significa que podemos aquietar nuestra alocada "mente de mono", escuchar la voz intuitiva de nuestro interior y separarnos de la agitación emocional causada por el exceso de hormonas del estrés. Podemos empezar a pensar de nuevo.

Otros beneficios del estado de consciencia plena y la meditación

El despertar espiritual

Hay otras razones para meditar, ya que no es solo para ayudar a controlar el estrés. Durante miles de años, la gente ha utilizado la meditación como una vía para el despertar espiritual. Los budistas han empleado la meditación consciente durante siglos y Thich Nhat Hahn, un monje budista moderno, ha traído la práctica al mundo occidental de una manera muy accesible.

Para aquellos que tengan interés en este camino y se esfuercen por vivir de una manera que les mantenga conectados con lo divino, la práctica del estado de consciencia plena o mindfulness es un método muy bonito para estar abiertos a la vida, glorificarse en la belleza de la misma y vivir cada momento de manera plena y auténtica.

La sanación emocional

Tristemente, muchas personas han experimentado algún tipo de trauma en sus vidas o han luchado con el dolor de emociones de las que no pueden alejarse, como la vergüenza, la culpa, la ansiedad severa, etc. A veces estos estados emocionales llevan a problemas de salud mental como la depresión. Para las personas en ese tipo de estado, la práctica de la meditación de la consciencia plena puede ser un salvavidas. Establece condiciones en la mente, el cuerpo y el alma que permiten a la persona entrar en el trauma o el dolor equipada para gestionarlo de forma diferente y mucho mejor.

Utilizado de esta manera, el mindfulness es un sanador muy poderoso y es particularmente eficaz, utilizado junto con la psicoterapia o el asesoramiento para que la persona pueda dar sentido a lo que está sucediendo.

El mejor consejo del estado de consciencia plena

Recurramos a uno de los monjes budistas zen más influyentes y respetados de nuestro tiempo, Thich Nhat Hanh, e inspirémonos en lo que dice sobre la vida consciente. Esto está tomado de sus libros sobre "El arte de vivir".

"El estado de consciencia plena es la capacidad de ser consciente de lo que ocurre y de lo que hay. El objetivo de tu mindfulness puede ser cualquier cosa". Siempre somos conscientes, de hecho, somos la propia conciencia.

Thich Nhat Hanh continúa: Puedes mirar al cielo, inspirar y decir:

"Al respirar, soy consciente del cielo azul". Luego puedes añadir: "Con cada respiración vuelvo al momento presente".

Capítulo 2: Cómo ser plenamente consciente

Ahora bien, primero vamos a llevarlo a un nivel práctico. El mindfulness o estado de consciencia plena es un comportamiento que podemos aprender, lo cual es estupendo porque no es una habilidad difícil. No es probable que prestemos mucha atención a "vivir en el presente" si nos dejamos llevar por nuestros propios medios. Existen demasiadas distracciones, hábitos mentales y corporales que se interponen.

Pero lo que podemos hacer es empezar a practicar intencionadamente el "parar" de vez en cuando y prestar atención a "lo que es", y esto puede ser:

- La calidad del aire que nos rodea.
- Una hermosa vista frente a nosotros.
- El aroma del pan horneado.
- Una música conmovedora que es exquisitamente interpretada.

- El sol jugando con las hojas y mojando el suelo delante de nosotros.
- Un atasco.
- El ruido de la gente gritando.
- El sonido de un patio de colegio a la hora del recreo.
- El ruido de la gente que pasa a toda prisa.
- Las sirenas de la policía sonando.... Muchas cosas pueden formar parte del momento presente.

Fíjate en que hemos recurrido a los sentidos para que nos ayuden a entrar en el presente. Los sentidos son un lugar excelente para empezar a "parar".

Lo siguiente, una vez que hemos comprobado nuestros sentidos y observado lo que más nos impacta, es apagar la parte de nuestra mente que salta con juicios sobre "lo que es". Es demasiado, es bonito, pero no durará, si no dejo de oler ese pan iré a comprarlo y engordaré, la gente es tan grosera, etc. Esta es otra lista que puede ser interminable y convertir nuestro estado de ánimo en agrio y negativo en poco tiempo.

Para alejar el parloteo de la "mente de mono", especialmente el de los juicios, el siguiente paso es abrir bien esos sentidos y notar cosas que quizás no hayas captado en el primer barrido. No juzgues, simplemente, fíjate. Para muchas personas que están empezando a practicar el mindfulness, este es un buen punto para hacer una parada. Te habrás dado unos momentos de tranquilidad, habrás sintonizado con el presente inmediato y habrás interrumpido la corriente de críticas negativas que puedes tener la costumbre de escuchar. Esto cambiará por sí solo tu experiencia del día si te detienes a hacerlo varias veces. Tal vez el objetivo sea hacer 3 "paradas" al día al principio.

Ese pequeño proceso es una práctica cotidiana de consciencia. El objeto del que eres consciente puede cambiar: puede ser tu corazón, tu respiración, el caleidoscopio de colores que te rodea, una persona que pasa, etc. Mira a tu alrededor ahora mismo y deja de leer. ¿De qué eres consciente?

Llévalo más lejos

Uno de los lugares favoritos de los meditadores conscientes es el "interior". Aquí es donde se sintonizan con sus sentimientos, con su conversación interior, con las sensaciones de su cuerpo por debajo del nivel de los sentidos habituales, como has hecho anteriormente. Entonces, puedes dirigir tu conciencia hacia el interior.

¿Te retumba la barriga, hay sonidos que zumban en tus oídos? ¿Hay un dolor que no habías notado antes cuando estabas ocupado? ¿Tienes sed? ¿Sientes los latidos de tu corazón? ¿Qué te dice ahora ese "mono mental" tuyo? ¿Qué creencias estás manejando cuando saltas a juzgar (especialmente sobre ti mismo)? Sea lo que sea lo que esté ocurriendo, practica sonreírle suavemente e imagina que lo pones en una nube y lo dejas ir.

Esta extensión de la práctica del estado de consciencia plena es algo que puedes añadir a lo que hiciste en el último capítulo, o puede ser una nueva práctica con la que experimentas, tú eliges. Simplemente, fíjate en lo que te resulte fácil y positivo.

Por último, abramos intencionadamente nuestra conciencia de nuevo y escudriñamos lo que está presente, notando aquello por lo que sentimos aprecio. Podemos ser conscientes de las cosas que ya recogimos y enviarles nuestro agradecimiento a través de nuestros pensamientos e imaginación, o podemos mirar de nuevo a nuestro alrededor y darnos cuenta de cosas más sutiles, como imaginarnos a todas las personas que participaron en la colocación de los semáforos para garantizar nuestra seguridad en los puntos de peligro, aunque eso se hiciera hace años.

Podemos ser conscientes del calor del sol, de la suavidad de la lluvia, de la maravilla de los sentidos humanos que son capaces de asimilar todo esto. Agradécete a ti mismo por detenerte. Agradécete a ti mismo por apreciar. Encuentra la compasión ahí dentro cuando notes a la gente que se apresura y se empuja a tu alrededor. Envíales también tu compasión.

Así que, como ves, en una pausa de unos pocos segundos hay tanto en tu presente que tiendes a perderte con tu constante enfoque en el pasado y el futuro. Como humanos encerrados en viejos hábitos de pensamiento, tendemos a pasar mucho tiempo en el pasado, lamentando algunas cosas que sucedieron, sintiendo culpa, vergüenza o rabia por ellas, contándonos historias para intentar dar sentido a por qué sucedieron. Gastando gran parte de nuestra atención en cosas que no podemos cambiar.

Por otro lado, pasamos mucho tiempo en el futuro. Anticipamos lo que podría pasar, lo peor que podría pasar, lo menos que podría pasar y ocupamos una gran cantidad de tiempo, energía y atención estando ansiosos.

De nuevo estamos gastando nuestra preciosa vida prestándole atención a cosas que no se pueden predecir.

Imagina que vas paso a paso, que practicas estar atento a un aspecto cada vez hasta que, al cabo de un tiempo, te das cuenta de que ya no miras el mundo de la misma manera, que estás tranquilo, centrado e interesado en las cosas (incluido tú mismo) en lugar de agobiado, crítico y disperso. En ese momento, reconocerás que has transformado toda tu vida.

Los mejores consejos del estado de consciencia plena

1. Una de las técnicas de mindfulness más útiles es la de seguir la respiración. Está siempre contigo y actúa como puente entre el cuerpo y la mente, el interior y el exterior. Nunca debes alejar tu conciencia si solo buscas tu respiración.

Aprender a entrar en el presente sintiendo tu respiración y luego volviendo tu conciencia hacia ella y notando lo larga que es tu inhalación y lo larga que es tu exhalación te calmará y te centrará rápidamente. Incluso puedes notar esas pequeñas y profundas pausas silenciosas justo después de que tu inhalación esté llena, y justo después de que tu exhalación esté vacía.

Al hacer esto, enfocarás tu concentración en TODA la respiración, por lo que tu concentración mejorará, así como tu capacidad de permanecer exactamente en el momento presente. También, puedes añadir una sonrisa a

tu espiración. "Al inspirar, soy consciente de......
al espirar, sonrío".

Hacer esta pequeña actividad con frecuencia durante el día te aleja del pasado y del futuro, y te deposita firmemente en el presente. Cuando la vida es realmente un regalo, desarrollamos el hábito de la conciencia.

2. Si quieres tener alternativas a tu respiración como anclas para tu atención, entonces las siguientes son útiles.
   - El cielo azul.
   - El latido del corazón.
   - La felicidad que sientes ahora mismo.
3. Aunque la siguiente práctica no es estrictamente mindfulness, puede cambiar tu vida, y de hecho lo hace. Citamos a Buda diciendo: "Cuando las palabras son verdaderas y amables, pueden cambiar nuestro mundo". Buda.

La bondad amorosa forma parte de la tradición meditativa del estado de consciencia plena en el budismo, por lo que si te acostumbras a decirte a ti mismo, y a los demás, estas expresiones, descubrirás que tu sentido de apertura, humildad, autenticidad y honestidad aumenta. Estos atributos tienden a hacerte más accesible y humano para otras personas, atrayéndolas hacia ti porque es muy raro encontrar a alguien que sea directo y abierto.

Expresiones conscientes con las que puedes experimentar

No sé.

Me he equivocado.

Cometí un error.

Sucede que.

¿Cómo puedo ayudar?

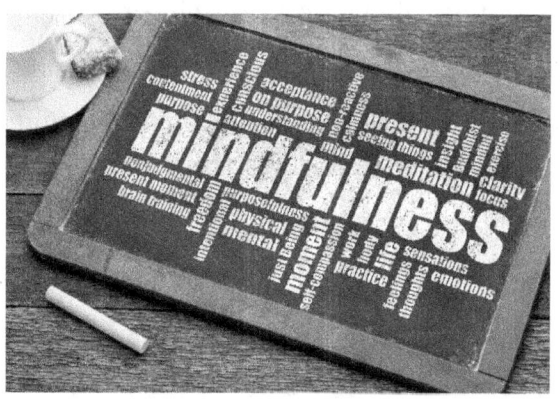

Capítulo 3: El fascinante y complejo asunto de los alimentos y la comida

"Dejar ir nos da libertad y la libertad es la única condición para la felicidad".

- Thich Nhat Hanh

Habiendo empezado a aprender la práctica del estado de consciencia plena, veamos ahora el tema de la alimentación y la comida, mientras avanzamos hacia la combinación de la atención plena con el comer en un hermoso proceso.

Hecho número 1

No podemos prescindir de la comida.

El problema con la comida es también lo maravillosa que es. El hecho es que no podemos prescindir de la comida. Vinimos al mundo necesitando comida, así que el hambre de comer para nutrirnos es un instinto muy arraigado. Ya desde el momento del nacimiento, cuando buscamos comida para reponer fuerzas del proceso de parto y fortalecernos para madurar, empezamos a asociar la comida con la supervivencia y la satisfacción. Llegamos a relacionarla con una sensación de seguridad, plenitud y comodidad, esto es un aspecto psicológico muy poderoso.

Significa que desde el principio asociamos nuestra alimentación con un estado emocional muy positivo. Aún más complejo es que lo asociamos con estar seguros.

Nuestros cuerpos y cerebros están cableados para asegurarse de que estamos seguros, y si no lo estamos, sentiremos miedo, que actuará como un recordatorio constante para hacer algo con respecto a nuestro estado. Para muchas personas, sentir miedo se confunde en sus mentes y buscan comida para tratar de equilibrarse de nuevo. Todo ocurrió hace tanto tiempo, cuando nuestros cerebros eran inmaduros, que desenredar el punto en el que nos confundimos es imposible. Así que seguimos buscando comida aunque tengamos un poco de miedo de ir al dentista, y no tiene nada que ver con no estar seguros.

Hecho número 2.

Mezclamos emociones que tienen que ver con otra cosa con la experiencia de comer.

Este complicado embrollo en nuestra mente puede ir tomando el control si nuestra infancia nos planteó muchos retos y, poco a poco, empezamos a tener una relación muy compleja con la comida.

Puede llevarnos a comer compulsivamente, a comer por comodidad, a comer cuando tenemos miedo, a comer cuando tenemos cualquier tipo de emoción incómoda. También puede llevarnos a rechazar la comida para obtener una especie de control, o para mostrar una profunda pérdida y reflejar un vacío interior. Cualquiera de ellas puede convertirse en un patrón para toda la vida. La comida se convierte en un sustituto, en un amigo, en algo que nunca defrauda, que siempre está ahí, en algo a lo que nos aferramos, o que rechazamos.

En ese momento, comienza un círculo vicioso en el que nos sentimos infelices y autocríticos con nuestro peso, nuestra forma y nuestra falta de control. Estar en ese miserable estado emocional desencadena el deseo de comer o el rechazo a la comida. Por ejemplo, puede animarnos a comer de nuevo, y sucumbimos "solo esta vez", pero la parte autocrítica de nosotros salta de nuevo y empieza a machacarnos, diciéndonos lo malos que somos, que nos arrepentiremos, que deberíamos saberlo mejor. Es un círculo vicioso.

Transforma tu relación con la comida.

La espléndida noticia es que cambiar tu relación con la comida es totalmente posible. La noticia menos buena, aunque muy honesta, es que es un proceso. Un proceso que tuvo lugar durante mucho tiempo y que te llevó al punto de utilizar la comida como sustituto y apoyo para todo tipo de situaciones y emociones. Es un proceso que a lo largo del tiempo nos hará salir.

Esto significa que necesitaremos paciencia y tiempo. Sin embargo, otros dos atributos harán que la transformación de esa relación con la comida sea un éxito, y estos son la amabilidad y la curiosidad.

La amabilidad

Otra forma de hablar de la consciencia plena es describirla como "bondad amorosa". Con esto quieren decir que, al observar el mundo tal y como es ahora, en este minuto, lo haces con una actitud de compasión. O dicho de otro modo, "con amor y amabilidad".

Así, cuando empiezas a observar tus patrones de alimentación y tu relación con la comida, te acercas a ella y a ti mismo con suavidad y amor.

¿Por qué funciona la amabilidad? En primer lugar, porque, para la mayoría de nosotros, nuestro crítico interior está muy activo y nuestro niño interior recibe un flujo constante de juicios y falta de amabilidad.

Como cualquier niño, necesitamos la compasión y la comprensión de otra persona para que nos ayude a salir de ese pozo de odio hacia sí mismo. De hecho, para muchas personas el término "odio a sí mismo" es demasiado suave y lo que dicen sentir es en realidad "aversión a sí mismo". Esto es bastante horrible para cualquiera que se sienta así.

Empezar a ser un poco más amable con el juicio sería una forma excelente de empezar a utilizar el estado de consciencia plena para ayudarte a entender las partes confusas de tu interior sobre lo que la comida ha llegado a significar para ti, más allá de ser algo que te alimenta durante el día.

La curiosidad

Este es otro atributo muy útil que hay que cultivar y que forma parte activa de la consciencia plena. Es un rasgo humano totalmente natural, ya que estamos programados para intentar dar sentido al mundo, y es un modo muy útil de aprender a dar un paso atrás cuando te observas a ti mismo y a tus reacciones ante la comida y el consumo. Esta curiosidad no implica ningún juicio. Es como ser un científico que se pregunta qué es lo que hace que algo suceda y observa el proceso para poder aprender y comprenderlo.

Así que cuando empezamos a mezclar la amabilidad, la compasión, el interés y el amor mientras nos observamos a nosotros mismos actuando de diferentes maneras se establece una nueva dinámica en el interior. De esa corriente de crítica y juicio, con la que el niño interior acostumbraba a ahogarse bajo su diluvio, a una corriente fresca de atención amable que trae alivio y crecimiento.

En esa atmósfera, el tú interior puede empezar a asomarse desde detrás de los muros de la vergüenza, la culpa y el miedo y empezar a crecer en comprensión. Con ello llega una curiosidad aún mayor, ya que nos encontramos a nosotros mismos y a nuestro comportamiento cada vez más fascinante. Ganar esa distancia con nosotros mismos mientras practicamos mindfulness en torno a la comida y la alimentación permite que surjan cambios en la relación con la comida.

El mejor consejo del estado de consciencia plena

"A veces tu alegría es la fuente de tu sonrisa, pero otras veces tu sonrisa puede ser la fuente de tu alegría".

- Thich Nhat Hanh.

Lleva tu mente a tu cara y a tus labios y siente la forma de tu sonrisa. Si no estás sonriendo, suaviza tus labios y deja que se curven muy suavemente. Permite que una sensación de amable aceptación fluya desde esa suave sonrisa y deja que se extienda a quienquiera que la vea.

De una manera inversa, sentir que sonríes cambia tu nivel de felicidad. Nunca más tendrás que depender de que algo externo a ti sea la causa de tu felicidad.

Capítulo 4: La herida central de la falta de valía

"Estás respirando, y mientras respiras, sabes que estás vivo".

-Thich Nhat Hanh

Antes de examinar algunas prácticas cotidianas del estado de conciencia plena que se pueden combinar con el consumo de comida, tenemos que analizar algunos aspectos psicológicos de nuestra mente, la alimentación y la comida.

Para la mayoría de las personas, basta con disfrutar de la práctica de notar la comida y el proceso de comer para adentrarse felizmente en el mundo de la conciencia plena y la meditación. Pero para algunas personas esa "complicada relación con la comida" ocupa una mayor parte de su atención y puede que quieran utilizar la alimentación consciente como una forma de sanar esa relación.

Si eres uno de los millones de personas que tienen una relación complicada con la comida, ¡esta siguiente sección puede resonar contigo!

La autoestima

Uno de los maestros espirituales americanos de la actualidad, Adyashanti, habla de la "herida central de la indignidad" como una enfermedad occidental y dice que la sensación de ser indigno está incrustada en lo más profundo de nuestra psique por muchas razones. Se trata de una situación tan socavada que no es de extrañar que muchos de nosotros recurramos a la comida, el exceso de trabajo, el alcohol, las drogas y el sexo en busca de consuelo y seguridad para intentar escapar de ese sentimiento de indignidad, insignificancia y falta de valía.

Según Adyashanti, la meditación del estado de consciencia plena es una de las formas más eficaces de curar esa herida. El proceso de bondad amorosa y atención a uno mismo y al mundo comienza a abrir la alegría y la apreciación de la vida misma. Con ello llega el reconocimiento de que la autoestima (la valía) no depende en absoluto de tu comportamiento. Se trata enteramente de ser un ser humano y que eso, en sí mismo, es lo que te da valor. No depende del mérito o de la recompensa, de comer o no comer, de ser cruel o de ser amable. Descubres que tienes valor porque "eres tú", estás aquí, ahora, en este minuto participando en la vida.

Aparte de la epidemia general y cultural de la "indignidad y falta de valía" de la que habla Adya, es probable que descubras, al entrar en la práctica de la atención amable y curiosa en torno a tu relación con la comida, que tu sentido de la autoestima es muy bajo, este es un estado incómodo, ya que se interpone en muchas cosas. Normalmente, te impide aprovechar las oportunidades que se te presentan.

La voz interior que está llena de dudas te hace ser demasiado cauteloso para intentar algo nuevo, por si fracasas. Este sentimiento constante de no ser lo suficientemente bueno, de no ser capaz de asumir retos, puede convertirse en un desencadenante de estrés para comer. Esto, a su vez, conduce a otra oleada de odio a uno mismo y a más críticas internas. Se trata de un círculo vicioso del que es doloroso formar parte. Sin embargo, estamos viendo, cada vez más, que el mindfulness es una herramienta muy eficaz para ayudar con esto.

Aprende un poco más

Puedes utilizar la siguiente secuencia de preguntas para ayudarte a ser más consciente de hasta qué punto utilizas la comida como amiga.

Comer por tus emociones: ¿Tus emociones te incitan a comer en momentos inadecuados?

¿Recurres a la comida cuando te sientes estresado?

¿Comes cuando ya estás bastante lleno?

¿Te autorrecompensas con comida?

¿Comes habitualmente hasta quedar lleno?

¿La comida te ayuda a sentirte seguro?

¿Sientes a la comida como un amigo? Siempre está ahí para ti...

¿Te alejas de la comida cuando estás molesto por algo (especialmente por una pérdida o porque alguien se va)?

¿Te sientes impotente para controlarte ante algunos tipos de comida?

A partir de estas preguntas, cuanto más contestes que sí, más probable es que seas un comedor emocional. Este es un momento emocionante, ya que te has dado una información que puede conducir a algunos cambios creativos e interesantes en tu comportamiento. Sin juzgar esta información, puedes permanecer en tu estado de conciencia y respirar la noticia. Envíate a ti mismo pensamientos cariñosos y de agradecimiento por permitirte notar esta situación. A continuación, vuelve suavemente a tu respiración consciente, tal y como la describe Thich Nhat Hatch…. O mira a tu alrededor y observa la intensidad del cielo azul, el sonido de los pájaros o el silencio en el momento presente. Debes saber que todo irá bien a medida que el proceso de atención plena te lleve a través de las partes dolorosas y a la curación.

Hambre emocional

Comer por las emociones es algo que la mayoría de nosotros hace en algún momento. Algunos lo hacen con más frecuencia, y el impulso de comer se siente como un hambre insaciable que les lleva a algunos comportamientos compulsivos, por ejemplo, ¿alguna vez has sentido de repente un deseo abrumador de comer? Y no solo eso, sino que solamente se trata de ciertos tipos de alimentos que se te antojan en ese momento? Tiene que ser esa barrita de KitKat, tiene que ser queso y patatas fritas de cebolla o pizza de Domino's y un brownie de chocolate de Starbucks.

¿También te has dado cuenta de que cuando coges esa comida la aprietas, sin pensar y con poco disfrute? De hecho, a menudo sientes que necesitas comer otra, y otra, y otra....

Hasta que te llenas, pero también te sientes un poco asqueado. Todo este proceso ha estado más en tu mente (un antojo) que en el hambre de tu cuerpo. Junto con esa sensación de "asco" por la sobrecarga de grasas, aceites, o azúcares, a menudo aparece un incómodo pinchazo de culpa o vergüenza. Es entonces cuando empiezas a caer en un ataque muy vicioso de conversaciones contigo mismo en torno a ser una persona terrible que no puede controlarse a sí misma, que estás gorda, imposible, débil..... Y así los juicios negativos y poco amables salen a borbotones, haciéndote sentir cada vez peor, y peor. Es una situación que mucha gente reconocerá, y puede ir desde que ocurra alguna vez en determinadas condiciones hasta que sea un círculo vicioso en el que vives a diario.

Dondequiera que te encuentres en ese continuo de respuestas emocionales que conducen a la alimentación compulsiva, es maravilloso que estés interesado en el estado de consciencia plena o mindfulness porque esta práctica te ayudará mucho a reconocer y aceptar cómo estás en este momento.

Y, curiosamente, con esa aceptación calmada, ayuda a fomentar en ti, te ayudará a transformar ese comportamiento en acciones que realmente muestren amor a tu cuerpo en cada momento presente.

Los mejores consejos del estado de consciencia plena

Con el desarrollo de la bondad amorosa, puedes empezar a notar no solo las sensaciones de hambre emocional, sino también lo que las desencadena. Estas sensaciones suelen aparecer de forma repentina, y es fácil pasar por alto el desencadenante si no te sintonizas con tu cuerpo con suavidad y amor, y con más frecuencia.

La retrospectiva, el panorama intermedio y la prospectiva.

La forma en que funciona este proceso de percepción es que, al principio, serás capaz de identificar lo que ha sucedido en "retrospectiva". Después de un tiempo de notar después del evento, comenzarás a captarlo en el "panorama intermedio". En otras palabras, verás cómo coges el brownie de chocolate o el paquete de patatas fritas y podrás decirte a ti mismo: "Qué interesante, soy yo intentando consolarme con la comida". O "esta soy yo sin saber qué hacer cuando tengo miedo".

Estarás interrumpiendo el comportamiento emocional menos deseable de comer con esta conciencia. Entonces, después de un tiempo de notar lo que está sucediendo, y cuando, en "el panorama intermedio", comenzarás a recogerlo en "prospectiva". Esto es cuando reconoces que estás entrando en una situación estresante y que es un momento en el que tiendes a sentirte más vulnerable, temeroso, enfadado... (O cualquier emoción que hayas estado intentando gestionar). En cuanto reconozcas que la situación está a punto de producirse, puedes dar nuevos y diferentes pasos para reconfortarte o aliviar tu ansiedad.

Siempre has intentado ayudarte a ti mismo.

Algo importante que debes recordar es que siempre has estado intentando cuidarte, incluso cuando tu comportamiento no era muy útil. Lejos de ser algo por lo que debas castigarte, es algo que debes admirar de ti mismo. Demostraste cuidado y compromiso contigo mismo, siendo muy joven en ese momento, a veces las cosas que elegías hacer no eran las más efectivas, pero el deseo de cuidarte estaba ahí. Ahora puedes tomar ese amor propio innato y formar nuevos hábitos en torno a comportamientos útiles.

Qué maravilloso regalo será esto.

Gracias al mindfulness.

Capítulo 5: Transforma el ciclo de la alimentación emocional

"Camina como si estuvieras besando la tierra con tus pies".

- Thich Nhat Hanh.

Habiendo descubierto a través de tu práctica del estado de consciencia plena o mindfulness que eres una persona asombrosamente creativa que inconscientemente ha estado tratando de confortar, apoyar, gestionar y hacer frente a situaciones y emociones, ahora puedes pasar con más interés y amabilidad a descubrir nuevas formas de cuidarte.

Eres una persona inteligente y sabes muy bien que la información nutricional que te dan en las dietas respecto a las calorías no es la respuesta. Habías reconocido que la comida era tu amiga y defensora o tu distractora de las emociones, que no tenías ni idea de cómo manejar esto porque tuviste muy poca ayuda para aprender a manejar los estados emocionales cuando eras joven. Pero ahora has crecido y sabes que hay alternativas a la comida para la amistad, el apoyo y la distracción, y que las emociones se pueden manejar, incluso cuando son desafiantes.

Fíjate si reconoces alguna de estas emociones en ti mismo

Los sentimientos típicos que puedes haber intentado calmar y contener con la comida son:

- Soledad.
- Depresión.
- Ansiedad.
- Agotamiento.
- Ira.
- Miedo.
- Aburrimiento.

Muy a menudo estas emociones se desencadenan por conflictos en una o más de tus relaciones o por estar abrumado en el trabajo, o por tener demasiadas funciones o tareas que compaginar, o por dificultades financieras o problemas de salud continuos.

Formas alternativas de gestionar estas emociones

Con tu nuevo enfoque creativo, curioso y amable y la práctica regular de la meditación consciente, puedes empezar a experimentar con las alternativas que te atraigan.

Soledad y depresión

Haz llamadas telefónicas regulares, reuniones, llamadas por Skype, publicaciones en Facebook, mensajes de texto u otras formas de contacto entre tú y varios de tus amigos. Mantén activamente las conexiones vivas y florecientes.

Todas las noches, antes de irte a dormir, tómate el tiempo de pensar en el día y en el buen contacto que has tenido con la gente, desde la cajera del supermercado que ha charlado contigo, hasta tus amigos y familiares, pasando por tus mascotas y tú mismo. Tómate este tiempo para agradecer a estas personas o animales y siente gratitud por tenerlos en tu vida.

Depresión

(es aún mejor si escribes estas cosas cada noche en un diario de gratitud. En poco tiempo tendrás un registro de hermosos recuerdos y realizaciones que podrás mirar si te sientes un poco deprimido. Pronto te levantarán el ánimo).

Toma clases de algo que te interese desde hace tiempo. Pueden ser clases en línea si no puedes encontrar niñeras o hacer un plan para liberar el tiempo de otra manera.

Lo ideal sería que las clases fueran de algo físico. Ponte en movimiento de alguna manera. El movimiento cambia la química de tu cuerpo y la ansiedad, el miedo y la ira te inundan con el tipo equivocado de hormonas, como la adrenalina y el cortisol. Consigue reducirlas y sustituirlas por hormonas "más útiles", como la dopamina y la serotonina, y te sentirás como una persona diferente.

Ansiedad

El yoga es una excelente opción para esto, ya que es una práctica consciente en sí misma y una clase de yoga te lleva a centrarte en tu cuerpo, a través de un entrenamiento natural de estiramiento y fortalecimiento, hasta una relajación tranquila y consciente en la que te permites relajarte completamente y dejarte llevar mientras el suelo te sostiene.

Con esta práctica se liberan todo tipo de sustancias bioquímicas "buenas".

Ira y miedo

Una gran alternativa es bailar. Puede ser cualquier cosa, desde bailar con la fregona mientras barres el patio o el suelo, hasta bailar al ritmo de la música más cañera que pongas cuando estés solo, o apuntarte a una clase de baile o ir a una discoteca. Para ello, hay grandes recursos en Internet, desde toda la música de iTunes y YouTube hasta el baile de estilo libre de Gabrielle Roth, pasando por las clases locales de baile de salón. Encuentra tu placer por el baile y ponte a bailar.

Agotamiento

El cansancio puede tener muchas causas, por lo que siempre vale la pena hacerse un chequeo médico. Sin embargo, mientras lo haces, puedes empezar a ser amable y compasivo con tu "yo" cansado

- Sentándote entre tareas (o poniéndote de pie y respirando profundamente en la ventana si tu trabajo es del tipo sedentario).

- Asegurándote de que no te saltas el desayuno o la comida.
- Tomar una siesta de gato todos los días (5 minutos son suficientes para levantarte y 20 minutos es lo ideal).
- Tomar un baño muy relajante todos los días, utilizar aceites esenciales y remojar el cansancio a la luz de las velas.
- Fíjate en los momentos en los que puedes sentarte en lugar de estar de pie, inclinarte en lugar de caminar, tumbarte en lugar de sentarte.
- Literalmente, pon los pies en alto siempre que puedas para descansar el corazón y permitir que el exceso de líquido se vaya.
- Date regularmente el placer de la postura de yoga llamada "piernas contra la pared", para ello, túmbate en el suelo (sobre una manta, una alfombra o una esterilla suave) y sube las piernas hasta que estén apoyadas en la pared. Es aún más cómodo si levantas la pelvis y metes una almohada bajo las nalgas. Descansa tranquilamente aquí durante 5 minutos o más

en tu pausa para comer y te encontrarás con que has recargado las pilas para la tarde.

- Cambia tu consumo de té o café por el de infusiones al menos una parte del tiempo. La infusión de manzanilla por la noche es muy agradable y te ayuda a dormir más plácidamente. Durante el día, basta con tomar una infusión refrescante, como la de rosa mosqueta o la de rooibos, con una cucharadita de miel.

Aburrimiento

El aburrimiento puede ser un reto, ya que preparar y comer es una forma habitual de estructurar el tiempo y darnos algo que hacer. Utilizar la atención plena para darse cuenta de que el aburrimiento es una sensación familiar que tienes es muy útil, ya que puede llevar a que te preguntes sobre lo que escasea o hay en muy poca cantidad en tu vida.

A su vez, esto puede ayudarte a elaborar cambios en tu estilo de vida y a encontrar la plenitud que realmente quieres en tu vida. Este cuestionamiento es el comienzo de otro fascinante viaje de autodescubrimiento y puede llevarse a cabo con un consejero, un terapeuta, un diario, un amigo de confianza o cualquier otro apoyo que consideres que puede ayudar. Puede ser el comienzo de una nueva vida.

Los mejores consejos del estado de consciencia plena

Bebe más agua, coloca tu jarra de agua filtrada o de balneario a la luz del sol durante unas horas para que pueda absorber la belleza de los rayos solares. Cuando la bebas, siente cómo la bondad del sol empapa tu cuerpo.

Mastica durante más tiempo para que la primera fase de la digestión esté bien encaminada antes de que la comida se deslice hasta tu barriga. Masticar no solo ayuda a descomponer los alimentos y facilitar su absorción, sino que también ejercita los músculos de la mandíbula, los dientes y las encías. Libera sabores y nos da tiempo para que cada "capa" de sabor, textura y aroma se libere a medida que el alimento pasa de la parte delantera de la lengua a la trasera. Como tenemos diferentes sensores del gusto en varias secciones de la lengua, solo notamos la riqueza de la experiencia gustativa a medida que se activa cada parte dulce, ácida, salada y amarga. La complejidad y el interés de la comida aumentan cuanto más masticamos.

Vete a la cama bien temprano, o al menos, asegúrate de dormir lo suficiente. La fatiga estimula el apetito como un intento de impulsar el metabolismo y obtener más energía, por lo que es una buena idea hacer del descanso y el sueño una prioridad. Además, un cuerpo descansado puede adaptarse más fácilmente a la meditación y a la atención plena, ya que hay menos agitación en el sistema, lo que hace que el "mono de la mente" sea menos hiperactivo.

Toma "regular" y "equilibrado" como palabras clave para comer. Las comidas regulares y equilibradas con la combinación adecuada de proteínas, carbohidratos y grasas en ellas funcionan como magia en nuestro cuerpo. Cuanto más se convierta el hábito de la atención plena en parte de tu persona, más te sintonizarás con tu cuerpo y notarás que los picos y las caídas de energía y los estados de ánimo con los que vivías se convierten en cosas del pasado a medida que tu cuerpo se asienta en una combustión constante de nutrientes fácilmente disponibles. Tu vida empieza a reflejar un flujo más natural de energía, actividad y descanso.

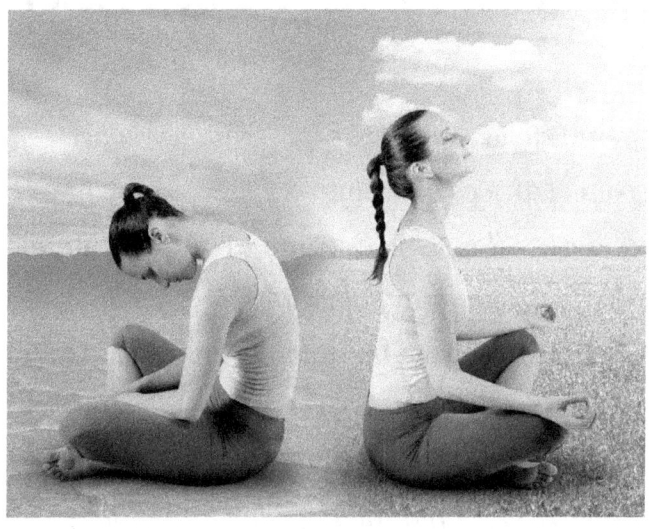

Capítulo 6: La alimentación consciente en una vida consciente

"La gente suele considerar que caminar sobre el agua o en el aire es un milagro. Pero yo creo que el verdadero milagro no es caminar sobre el agua o en el aire, sino caminar sobre la tierra. Todos los días participamos en un milagro que ni siquiera reconocemos: un cielo azul, nubes blancas, hojas verdes, los ojos negros y curiosos de un niño, nuestros propios ojos. Todo es un milagro".

- Thich Nhat Hanh.

Cada día es un milagro

A medida que la práctica de la atención plena se convierte en una parte fácil e integral de tu vida cotidiana, encontrarás cada vez más cosas que agradecer en el mundo y en ti mismo. A pesar de ser una práctica tan sencilla, el mindfulness tiene el poder de transformar nuestras vidas, o parte de ellas, como la relación con la comida. También trae el regalo de más alegría, más amor, más felicidad a nuestras vidas. De estar atrapados en un estado plano, algo negativo, ansioso o agitado, que ha absorbido nuestra atención, energía y conciencia durante mucho tiempo, nos cambia. Somos capaces de salir de la "planitud" y de la absorción inútil al sintonizar con los árboles, el aire, nuestra respiración, nuestras sensaciones, la maravilla de otros seres humanos. Algo sorprendente parece ocurrirles también a nuestros corazones cuando sentimos que la gratitud y el aprecio que ahora practicamos a diario nos ablandan el corazón. La capacidad de dar y aceptar amor crece y nuestras vidas florecen y se enriquecen.

Puede parecer un milagro que un compromiso con una práctica tan sencilla como esta pueda provocar tales cambios, pero así es. Tu única tarea es seguir con ella y permitir que el proceso del estado de consciencia plena te despliegue. En poco tiempo, será automático acercarse a tu comida con este espíritu y aquí tienes algunas sugerencias más para hacerlo.

La alimentación consciente

La alimentación consciente comienza con la compra de la comida, o incluso antes, cuando planificas lo que vas a comer durante la semana o el día.

Planifica

Antes, las familias hacían la compra a diario y solían comprar lo que era fresco y de temporada. Además, solían obtenerlo de fuentes locales, lo que hacía que fuera una opción aún más saludable para ellos mismos, y para el planeta. Esto es menos realista hoy en día, aunque los mercados de agricultores han contribuido a que sea un placer ir los sábados.

Tómate tiempo para planificar en familia si tienes una, o si estás solo haz que sea una actividad placentera para pensar en esto. Piensa en lo que es fresco y de temporada, consulta a tu "gourmet" interior para saber qué le atrae en ese momento, escudriña tu memoria en busca de platos que hayas disfrutado en el pasado. Si te gusta investigar en Internet, esta es una magnífica excusa para dedicar tiempo a buscar recetas, encontrar ideas en páginas de salud y alimentación y crear listas maestras que te faciliten la compra. Muchos de los grandes distribuidores de alimentos tienen sus propias páginas web con listas maestras preconfeccionadas. Lo hacen para animarte a utilizar su servicio de pedidos en línea, pero tú puedes beneficiarte de su trabajo utilizando las listas maestras y adaptándolas a tu uso doméstico.

Puede ser tentador y práctico usar el servicio de entrega a domicilio, pero ten en cuenta que se pierde el placer de comprobar los productos frescos con sus texturas, olores y efectos visuales únicos. Un buen compromiso puede ser pedirles productos secos, en lata o en caja por Internet, pero hacer una expedición a algún lugar de la zona para buscar frutas y verduras con tus propias manos, ojos y nariz.

Cuándo comprar

No vayas cuando tengas hambre, ya que es una forma fatal de sabotear toda la experiencia.

Establece relaciones con las personas que venden los productos. Incluso en los supermercados, esto es posible, y hace que la experiencia de comprar sea mucho más placentera. Una breve conversación, una cálida sonrisa, un gesto de reconocimiento, todo ello contribuye a enriquecer el tiempo que pasamos allí. Quién sabe si empezarán a informarte de las ofertas especiales o de la llegada de nuevos productos.

Tendemos a considerar la compra como una tarea, pero con un enfoque consciente podemos "parar" y replantearnos esta forma de hacerla, podemos convertirlo en una experiencia muy diferente, que sigue sin requerir mucho tiempo, pero nuestros radares conscientes estarán en sintonía con la gratitud, la amabilidad y el aprecio, así como con los buenos precios y la buena comida mientras compramos. Pruébalo, es divertido.

Prepara la comida

Antes de empezar a preparar la comida, pon los ingredientes que necesitas en la encimera y tómate un momento para verlos y apreciarlos. Coge las verduras frescas, la fruta y la carne y huélelas, tócalas y observa las sutilezas de la forma, el color y el patrón antes de empezar a cortar y cocinar.

También es una bonita práctica bendecir los alimentos mientras los preparas. Esa energía amorosa parece fluir en la comida y añadir una calidad única a su bondad.

La última parte de la fase de preparación tiene que ver con la presentación visual. Los japoneses son maestros en este arte, y es algo que puedes disfrutar mientras emplatas la comida para servirla. Piensa que menos es más, deja que las formas y los colores de la comida hablen por sí mismos.

Incluso si el plato es solo para ti, reflexiona en lo que te gustaría ver si te lo pusieran delante en un restaurante. ¿Por qué no hacerlo así para ti?

Come la comida

Una encuesta reciente demostró que hoy en día las familias solamente comen juntas una vez a la semana. Es comprensible con las prisas del momento, pero no es bueno para las relaciones y la salud.

Si es posible animar a la familia a sentarse juntos más a menudo, eso ayudará. Si no es posible, aprovecha los momentos en los que todos están juntos.

Dedica tiempo a apagar el ordenador, la televisión, la radio, el móvil, etc. Comprométete a compartir la comida y la compañía de los demás durante media hora (o lo que te funcione).

Acude a la mesa con apetito físico. Poner la comida a disposición de los comensales cuando es probable que estén preparados para ella físicamente, no solo como descanso de la rutina.

Si es una práctica cómoda en el hogar, tómate el tiempo de bendecir la comida, y a los demás, al empezar.

Anima a los demás a "parar" y ser conscientes de lo que hay en el plato antes de comer. Dedica ese momento de atención a disfrutar del aroma, las texturas y los colores, y luego come con gusto.

Tómate el tiempo suficiente para masticar bien la comida. Toma nota de la sección anterior del libro sobre el gusto, el sabor y la masticación. Sin embargo, puedes ampliar la práctica aún más dando bocados más pequeños. Al masticar, se desprenderá más sabor y el mensaje de tu barriga, cuando esté llena, llegará con más claridad porque estás comiendo más despacio.

Lleva a cabo un juego con la comida que te ayudará a concentrarte aún más en el sabor. Intenta probar y adivinar lo que estás comiendo y cada uno de los ingredientes. Es divertido hacerlo y seguro que al cocinero le gusta que se preste tanta atención a su comida.

Un cambio radical para las personas que comen juntas sería experimentar con el silencio. Dejar la charla para después de comer, o al menos hasta el primer plato. Hay algo en comer en silencio que mejora cada parte de la experiencia. Te permite ir más despacio, prestar atención a la comida, ingerir y digerir todo lo bueno que hay en el plato y darte cuenta del extraordinario número de personas y procesos que se han llevado a cabo para poner esta comida en la mesa solo para ti. Es una lección de humildad. Una vez que las primeras punzadas de hambre física se han calmado con el silencio, puedes empezar a charlar, pero es probable que sea una conversación más rica por haber tenido ese tiempo de silencio, simplemente pruébalo y verás. Por supuesto, si estás comiendo en solitario, el silencio es fácil, pero recuerda apagar la televisión antes de sentarte.

La alimentación consciente te permite darte cuenta de cuándo estás suficientemente lleno. A menudo nos perdemos este momento por la agitación, las prisas y por no prestar atención a las señales de nuestro cuerpo. Además, los fabricantes de alimentos procesados introducen pícaramente más sal, azúcar, grasas o glutamato para animarnos a comer más. Todas estas sustancias tienen un aspecto adictivo y, sin atención, es fácil engancharse a la sensación de que se necesita más para estar satisfecho.

Después de comer

Si sientes que necesitas otro plato y esa sensación no se debe a que hayas hecho mucho ejercicio físico recientemente, date veinte minutos para hacer la digestión y luego vuelve a preguntarte si necesitas ese plato extra.

Veinte minutos marcan una gran diferencia en las señales que emite nuestro cuerpo, por lo que si tu cuerpo sigue diciendo "SÍ", entonces come otro plato. Disfrútalo a fondo.

Si utilizas la alimentación consciente como parte de un programa de control de peso, anota cualquier cosa de la que te hayas dado cuenta mientras comías. ¿Tenías algún desencadenante no relacionado con el hambre durante la comida o antes? ¿Tenías hambre física cuando llegaste a la mesa? ¿Qué ingredientes de la comida te han gustado realmente esta vez? ¿Qué es lo que ha marcado la diferencia en tu placer y atención mientras comías?

Tómate otro momento de atención para agradecer tu compromiso con tu propia salud y felicidad.

El mejor consejo del estado de consciencia plena

"El momento presente está lleno de alegría y felicidad. Si estás atento, lo verás".

-Thich Nhat Hanh.

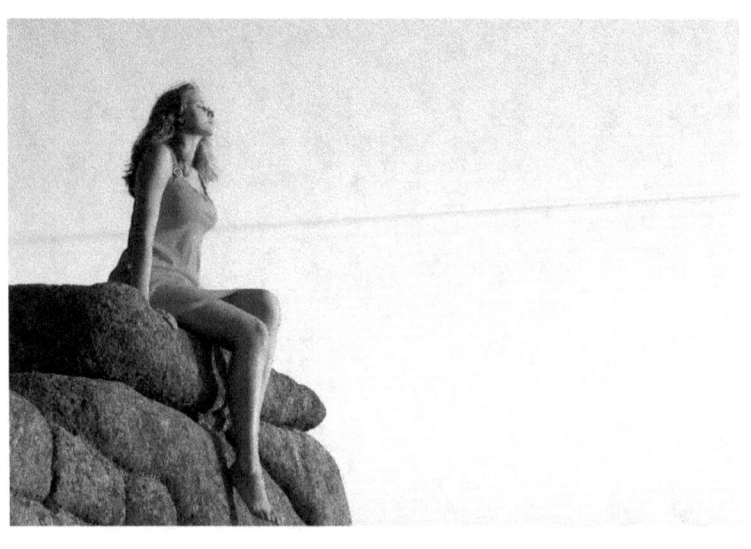

Capítulo 7: El estado de consciencia plena y la salud

Muchos de los consejos del estado de consciencia plena o Mindfulness son formas muy efectivas de mejorar tu salud y profundizar en tu práctica diaria. El más importante de ellos es, sin duda, BAJAR el ritmo.......

En un mundo estresante en el que muchas personas tienen altos niveles de ansiedad al vivir en el futuro (preocupándose por lo que ocurrirá en situaciones que no pueden controlar) el ritmo de vida parece ser cada vez más rápido. Dado que lo que la mayoría de la gente quiere realmente, cuando se les pregunta, es simplemente "ser feliz", vivir una vida de ansiedad centrada en el futuro o de preocupación centrada en el pasado no les dará mucha felicidad. El gran regalo del mindfulness es que puede ser el camino hacia una vida mucho más feliz, ya que se vive más tiempo en el presente, que está lleno de cosas que apreciar y por las que ser feliz cuando uno se ralentiza lo suficiente como para comprometerse con este momento.

¿Qué más puede ayudar a mejorar tu salud y tu consciencia plena?

Junto con la desaceleración, hay otro paso importante hacia una mayor felicidad, que es "dar un paso atrás".

Dar un paso atrás

Dar un paso atrás significa reevaluar lo que te aporta las cosas que quieres, incluidos los momentos felices y la alegría. Esto puede llevar a un cambio en la dirección de la vida, porque el trabajo que haces te aporta muy poca felicidad, o a una decisión de hacer menos cosas, ya que reconoces lo que puedes eliminar para dedicar más tiempo a las partes alegres de tu vida.

También puede significar un cambio en tu comportamiento al modificar el "enfoque mariposa" tan común entre las personas ansiosas y preocupadas, en el que revolotees de tarea en tarea constantemente, sin hacer ninguna de ellas con precisión o eficiencia. Retroceder para reevaluar puede significar que empieces a centrarte en una sola tarea a la vez y terminarla. Esto puede resultar más satisfactorio y ayudarte a apreciarse más profundamente al final de un día productivo.

Planifica el tiempo

Tener un horario es tranquilizador. Incluso para las personas a las que les gusta la variedad y la espontaneidad. Únicamente hay que programar la variedad y los "momentos de locura". Nuestro cuerpo funciona mejor en una vida de regularidad, o al menos teniendo suficiente tiempo, energía, cuerpo y cerebro haciendo las mismas cosas al mismo tiempo. Nos ayuda a sentirnos más seguros y a que nuestro cuerpo funcione de forma saludable. Cuanto más consciente seas, más podrás captar las señales de tu cuerpo y tu mente sobre lo que necesitan en cuanto a entrada y salida regular.

Encuentra a alguien con quien hablar

Reducir la velocidad y ser consciente puede dar lugar a más y más profundas percepciones, y es muy útil tener a alguien con quien hablar de ello. Un buen amigo es estupendo, o un consejero también es una excelente opción, ya que te escuchará sin juzgarte y no intentará influenciarte en ninguna dirección concreta. Se limitará a escuchar. Llevar un diario es una opción que funciona para muchos, ya que es un lugar seguro para escribir cosas y dar sentido a las percepciones que tienes sobre lo que existe en cada momento. De hecho, la mejor opción es llevar un diario "Y" tener a alguien con quien charlar.

Desconecta

De todas las formas posibles. Desconecta tu móvil, tu portátil, tu PC, tu iPad. Sí, de verdad. Solo durante un rato, mientras tu cerebro se despeja de la maraña electrónica y prestas atención a otra cosa. Esa otra cosa puede ser la vista, el perro, tu hijo, tu pareja, tú mismo. No importa lo que sea, solamente que tu cerebro necesita un descanso. Regálate una "media hora de desenganchada" o un día. Y como siempre, observa cómo respondes a ello. Siempre puedes cambiar si no te conviene.

Puedes aprovechar aún más este tiempo de desconexión prestando atención a tu respiración. El hecho de concentrarte en inspirar, hacer una pausa, espirar, hacer una pausa, te proporciona un tiempo de desconexión y permite que tu sistema nervioso se calme. ¡Un placer! Necesitas un mínimo de veinte minutos para que la sopa bioquímica de tu cerebro y tu cuerpo cambie a una mejor mezcla.

Concéntrate en la gente

¿Cuántas veces has pasado tiempo con alguien, has charlado con él, has tenido una reunión con él, incluso has comido con él, solo para darte cuenta de que, después, apenas recuerdas lo que se dijo o cómo era? En otras palabras, no estuviste allí del todo. Estaba en el cuerpo, pero no en la mente. Puede que hayas estado pensando en lo que tienes que hacer a continuación, incluso puede que hayas estado pensando en lo que tienes que cocinar esa noche, en lo que te preocupa en ese momento o en cómo vas a sacar tiempo para escribir ese informe.

Es posible que se te haya pasado toda una conversación, y esto puede ocurrir a menudo. La mejor práctica es dedicar 2 minutos antes de quedar con la persona para centrar tu atención en ella y en el tema de la conversación y/o en el placer que te producirá estar con esa persona, y dejar de lado lo que estás haciendo. Luego, reflexiona sobre tres cosas de esa persona que realmente aprecies, de modo que empieces a sintonizar con lo positivo incluso antes de quedar.

Al principio cuesta un poco de esfuerzo estar totalmente presente, pero la calidad de cada conversación, reunión y relación cambiará a mejor si lo haces. Inténtalo y reflexiona sobre los resultados. Se trata de una verdadera conexión, y es algo que estamos programados para hacer por nuestra salud mental.

Aprende nuevos hábitos de productividad

Ahora hay muchos trucos útiles en la web con buenos consejos sobre cómo aprovechar al máximo el tiempo que tienes. Muchos de ellos los conocerás y probablemente ya los utilices. Sin embargo, es probable que haya algunos de los que no hayas oído hablar. Cualquier pequeño consejo que puedas recoger para simplificar tu vida y crear más espacio al tiempo que aumentas tu eficiencia tiene sentido hacerlo. Un consejo sencillo que me ha resultado útil es ser realista sobre lo que se puede hacer en un día. No programes más de 5 tareas, y de esas tareas haz solo una o dos de ellas grandes. Otro consejo útil es programar en "tiempo inesperado". Esto significa que hay un margen de maniobra en la agenda para hacer frente a los dramas, traumas o crisis inesperados que inevitablemente surgen. Llegar al final del día con tiempo suficiente para cada tarea significa que estás mucho más tranquilo al volver a casa o al pasar a la siguiente parte del día con algo de energía para ser consciente de la nueva situación.

Aprende a decir "no" con atención

Vinculado a todo lo anterior está la habilidad de "decir no". Ser asertivo en la gestión de nuestro valioso tiempo y energía es una ventaja evidente. Sin embargo, decir "no" de forma consciente aporta otra dimensión. El cuerpo está lleno de señales y pistas sobre lo que es bueno para él y lo que no. Pero a menudo pasamos por alto estas pistas porque estamos muy ocupados reaccionando ciegamente diciendo "sí", o rebelándonos en voz alta diciendo "NO". Esto significa decir siempre amablemente: "Deja que vuelva a hablarte de eso", antes de decir "sí" o "no".

Esto te permite pasar la petición tanto por tu mente como por tu cuerpo, respirando en ambos mientras te centras en lo que está ocurriendo en el momento presente internamente. Es posible que escuches el profundo suspiro que emite tu cuerpo al "pensar" en hacer una tarea extra, en quedarse hasta tarde en el trabajo, en perderse de nuevo esa clase de yoga. Es una señal de resignación cansada: tu cuerpo realmente no quiere hacerlo. También es posible que sientas un extraño hundimiento de tu corazón, una agitación de tu barriga.... Todas las señales y pistas de tu cuerpo de que sería mejor no asumirlo.

Por otro lado, tu cuerpo puede dar un enorme suspiro de alivio al decir "SÍ" a la petición. A tu cuerpo le gusta mucho la idea y está entusiasmado con ella. Esa es otra gran pista para saber qué hacer. Puede significar que incluyas esta nueva petición en tu calendario y que dejes de lado otra cosa que no le guste tanto a tu cuerpo. Recuerda que siempre puedes volver a hablar con alguien para renegociar lo acordado inicialmente.

Esto nos lleva a otro consejo vital para DETENERSE.

Puedes cambiar de opinión

Parte de la culpa de que nuestras vidas estén tan atascadas de "cosas por hacer" viene de creer que tenemos que atenernos a lo que hemos dicho pase lo que pase. ¡Puede ser un enorme alivio ver el recordatorio de que eso no es cierto! De hecho, es bueno tener una mente lo suficientemente abierta y flexible como para replantearse algo y cambiar la decisión original. El reto puede ser a veces negociar con otra persona este cambio. Sin embargo, si vas a la negociación con tiempo y tienes una mentalidad que trabaje hacia un nuevo resultado que sea lo suficientemente bueno para cada parte, ¡puedes incluso llegar a un plan mejor que el original! Hay tantas cosas que cambian todo el tiempo que la renegociación puede funcionar mucho mejor porque algunos factores clave han cambiado entretanto.

Detente en cada punto de transición del día

Una de las cosas que muchos de nosotros no sabemos hacer es tomarnos el tiempo necesario para "terminar" el asunto en el que estamos ocupados en ese momento, retirarnos y luego centrarnos antes de pasar a la siguiente tarea o evento del día.

La mayor transición del día puede ser la que se produce entre "trabajar" y "volver a casa". Este viaje, o transición, puede hacerse con tanta gracia y atención que se convertirá en una característica importante de tu vida. Tomarse un tiempo para organizar los documentos, ordenar el espacio de trabajo y despejar los cabos sueltos anotándolos para la lista de tareas de mañana puede ser de gran ayuda para despejar la cabeza del día anterior y hacerla más fresca y abierta para el momento presente y lo que sea que traiga consigo el cambio de enfoque.

Otra forma de decirlo es: "No te lleves el trabajo a casa".

No te preocupes por lo que vaya a pasar mañana, simplemente déjate llevar por el flujo de tu vida, dejando ir lo que ha sido, comprometiéndote con lo que es y dejando que el futuro se desarrolle como pueda.

Esto nos lleva al último consejo de consciencia plena:

Debes saber que eres una persona creativa y resiliente

Debes serlo para haber llegado hasta donde estás ahora. Negociar una vida hoy en día es una constante aventura creativa y cooperativa, y has conseguido que te funcione hasta este momento, y esto es suficiente para permitirte relajarte con respecto al mañana. La vida no dejará de traerte una corriente de desafíos y alegrías en una mezcla totalmente aleatoria. Lo que puedes hacer ahora, al dar un paso atrás, es reconocer que has sorteado todos los rápidos y los remansos de calma, y que muy pocos de ellos eran cosas que esperabas. La vida es así. El único centro común siempre has sido TÚ; creativo, inventivo, tú inventando sobre la marcha, encontrando un camino alrededor, a través y por encima de todo lo que se te ha presentado.

Esto significa que puedes estar seguro de que seguirás siendo así de creativo y resistente, independientemente de lo que te depare la vida, así que no tiene ningún sentido preocuparse por lo que te depare el mañana.

Puedes estar seguro de que serás capaz de afrontarlo. Con tu práctica de la consciencia plena, también serás capaz de apreciarte a ti mismo y a muchos aspectos nuevos de cada situación, como nunca antes. Esta es una de las muchas maneras en que Mindfulness puede transformar tu vida.

Hay tantas cosas buenas que podemos hacer para ayudarnos a nosotros mismos y a nuestra salud (y hacer cada una de ellas con consciencia plena) que esto en sí mismo se convierte en una exigencia y se siente abrumador. Si esto es lo que sientes al leer los consejos e ideas, da un paso atrás, respira y recuérdate que hay tiempo. Elige una cosa en la que centrarte tranquilamente y con constancia, siempre que tengas tu tiempo de mindfulness y deja TODAS las demás en paz.

Capítulo 8: Viviendo la vida consciente

Cuanto más te adentres en cada momento presente, más descubrirás que puedes notar y apreciar.

Si te encuentras respondiendo a la idea de "mindfulness o estado de consciencia plena" y percibes la riqueza, el placer y la estabilidad que puede aportarte a diario, quizá descubras que empiezas a ampliar tu concepto del mismo para abarcar otros aspectos de tu vida.

Sé consciente del origen de los alimentos que consumes

Ya que nos hemos centrado en la alimentación consciente, el siguiente paso podría ser fijarse en lo cerca que están los alimentos que comes de su estado natural. Hay mucho alarmismo sobre los peligros de los alimentos procesados como causa de la epidemia de obesidad en el mundo occidental. A veces es difícil descifrar lo que es correcto y lo que es sensacionalista.

Sin embargo, sabemos que las culturas que se alimentan directamente de la tierra y con la menor cocción posible tienden a tener vidas más largas y a ser menos propensas a muchas de las enfermedades crónicas que padecemos en Occidente. Así que, sin ser fanático del tema y adoptando simplemente un enfoque "curioso", se pueden empezar a observar tres cosas fascinantes.

1. ¿Qué tan cerca de la naturaleza está esta comida?
2. ¿Quién y qué me ha permitido preparar y comer este alimento en este momento?
3. ¿Cómo me siento cuando lo como, en comparación con lo que siento si el alimento está procesado?

Cuando empieces a elegir y manipular los alimentos para prepararlos, tu práctica de mindfulness dará vida a tu imaginación.

Puedes evocar una colorida historia de las verduras que crecen, son recogidas por el agricultor, empaquetadas y luego conducidas por una persona que viaja por carreteras construidas de forma segura hasta la tienda o el centro de distribución.

Yendo más allá, puedes imaginar y apreciar a las personas y los sistemas que participan en la organización, la fijación de precios y la exposición de los productos en el lugar donde estás comprando.

Cuanto más entras en el momento presente, más te das cuenta de que los productos que tienes en tus manos son el resultado de una extraordinaria red de cooperación entre los seres humanos y la naturaleza. Entonces puedes divertirte comparando la experiencia de comprar tus alimentos directamente a los productores, como en los mercados de agricultores locales o en pequeñas tiendas, o en un supermercado o en un establecimiento de comida rápida. Cada uno tiene su propia e increíble red de cooperación humana, y cada uno tiene una riqueza que experimentar. Tu único trabajo es observar, con amorosa amabilidad, cuál te proporciona el momento más satisfactorio.

Ir un poco más allá

Apreciar las maravillosas redes y sistemas de cooperación que se combinan para traer los alimentos a tus manos es una parte emocionante del estado de consciencia plena, pero también podría iniciarte en el camino de cultivar tus propios alimentos. No hay nada tan satisfactorio como recoger esas verduras directamente de la tierra, recoger la fruta directamente de los árboles y preparar una comida con tus propios huevos ecológicos y de corral. La alegría de saber que estás comiendo alimentos muy saludables, cuidando de ti mismo y de la familia y formando parte de un proceso de cooperación con la propia naturaleza es algo que no tiene desperdicio.

Por supuesto, no todo el mundo está en una situación en la que esto sea posible, pensando en aquellos que viven en pisos o casas sin patios. Sin embargo, es posible cultivar hierbas en el interior de la casa y eso ya es una alegría, ya que se pueden condimentar los platos con productos de cosecha propia. Si esto no te atrae, puedes encontrar amigos o familiares a los que les guste hacerlo y pedirles que lo compartan contigo. Esto se suma al momento de conciencia que se produce cuando se lleva el primer bocado a la boca.

La alimentación consciente y el planeta

Todo lo que se relaciona con la naturaleza nos lleva inmediatamente a la perspectiva más amplia del propio planeta. Y de ahí a considerar la huella de carbono que los alimentos que comemos dejan en el mundo hay un pequeño paso. Por muy bonito que sea poder acceder a alimentos fuera de temporada durante todo el año, tiene un impacto en la atmósfera que respiramos. A medida que la atmósfera cambia, el calentamiento global se convierte en un problema y los ecosistemas de todo el planeta, desde los océanos hasta el suelo, se ven afectados.

Puede ser humillante empezar a ser consciente de tantas cosas, y de tantos problemas, que rodean a los alimentos que comemos. Por supuesto, puedes elegir hasta qué punto ser consciente de ello y hasta qué punto puedes o no cambiar tu comportamiento como resultado. Recordando que el estado de consciencia plena es una práctica sin prejuicios, basada en la curiosidad y la compasión, lo que saques de ella es lo correcto para ti y no necesita ser "correcto" para nadie más. Esta es tu práctica.

Conclusión

Si has disfrutado de este libro y has encontrado algo con lo que experimentar, probar, compartir o comprometerte, estamos encantados.

La salud y la felicidad se pueden encontrar a través de muchas vías y en todas ellas el viaje en sí suele ser la alegría. El destino es lo que queremos alcanzar, pero es al llegar allí cuando descubrimos constantemente más sobre nosotros mismos y nuestra propia singularidad, y esto es lo más fascinante de todo.

Hasta que nos encontremos de nuevo en otro libro: mantente sano y feliz, y sé hermoso por dentro y por fuera.

Te envío mucho amor desde aquí,

Maya Faro

Más libros de Maya Faro en español –ahora disponibles en tu tienda de Amazon

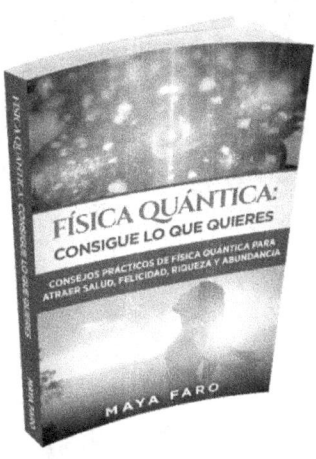

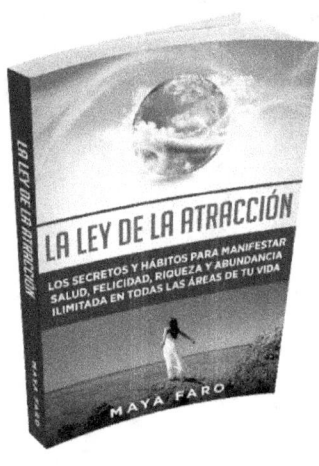

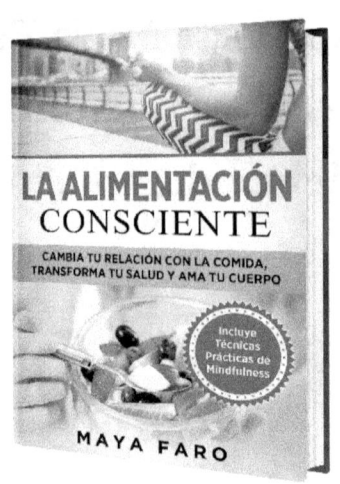

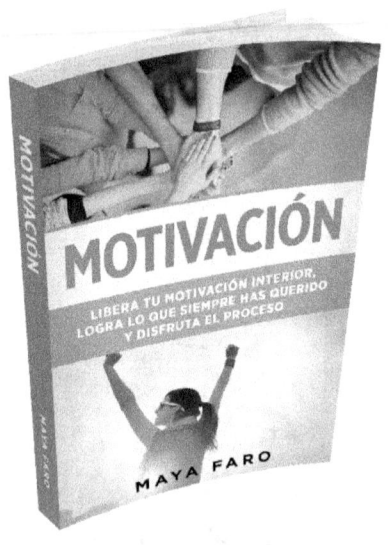

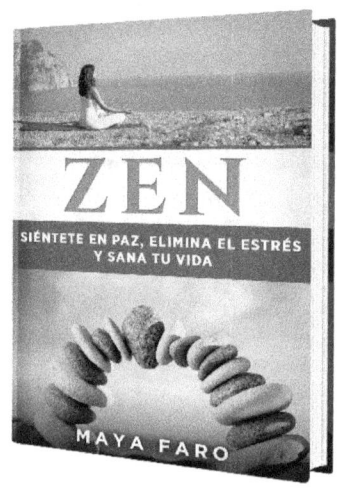

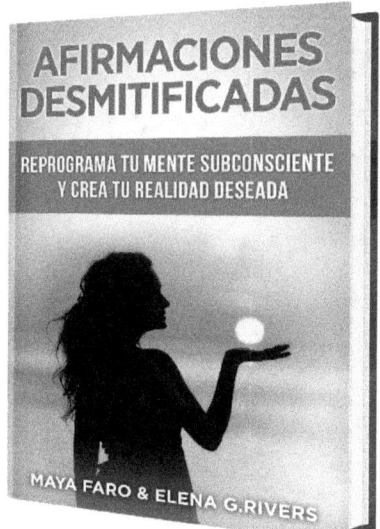

www.ingramcontent.com/pod-product-compliance
Lightning Source LLC
Chambersburg PA
CBHW071408080526
44587CB00017B/3219